AF328218

TRAITEMENT CHIRURGICAL

DE LA

CONTRACTURE DE DUPUYTREN

PAR

LE DR André FASQUELLE

MÉDECIN STAGIAIRE AU VAL-DE-GRACE

> « Je le pansai, Dieu le guarit. »
> AMB. PARÉ.

LYON

IMPRIMERIE PITRAT AINE

Alexandre **REY**, Successeur

4, RUE GENTIL, 4

1892

TRAITEMENT CHIRURGICAL

DE LA

CONTRACTURE DE DUPUYTREN

TRAITEMENT CHIRURGICAL

DE LA

CONTRACTURE DE DUPUYTREN

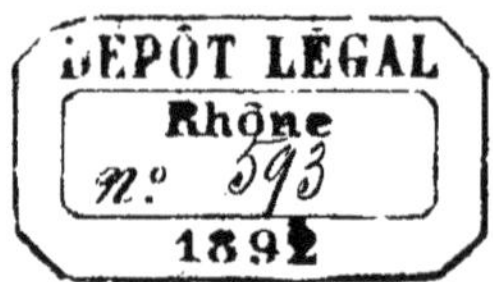

PAR

LE DR ANDRÉ FASQUELLE

MÉDECIN STAGIAIRE AU VAL-DE-GRACE

LYON

IMPRIMERIE PITRAT AINE

Alexandre REY, Successeur

4, RUE GENTIL, 4

1892

INTRODUCTION

Nous n'avons, dans ce travail, la prétention de prouver que tous les malades atteints de *contracture de Dupuytren* sont curables. Notre but est plus modeste. Nous voulons simplement démontrer que cette affection, telle qu'elle a été généralement décrite jusqu'ici, n'est pas une ; mais qu'on peut, cliniquement, en distinguer trois formes dont la marche, le pronostic et le traitement sont bien différents :

1° Une *forme aponévrotique*, « *contracture de Dupuytren* » proprement dite, dont le pronostic est relativement bénin et dans laquelle l'intervention rendra les plus grands services aux malades qui en sont atteints. Si ces malades étaient jusqu'ici le plus souvent abandonnés, c'est qu'on confondait cette forme avec les deux autres, en effet bien plus graves.

2° Une *forme cutanée*, « strang·contractur » d'Eulenburg, dans laquelle le traitement moins favorable, pourra cependant rendre de grands services.

3° Une *forme articulaire,* de beaucoup la plus grave, sur laquelle M. Gangolphe a le premier bien insisté, et dans laquelle on devra se contenter d'un traitement général.

Nous laisserons donc de côté l'étiologie si obscure de cette maladie ; nous ne suivrons pas non plus les auteurs dans leurs discussions nombreuses sur le siège initial de l'affection. Nous n'avons ni science, ni aucune des qualités nécessaires pour mener à bien une pareille entreprise.

Nous diviserons notre travail en cinq chapitres :

CHAPITRE I. — *Court historique de la question.*

CHAPITRE II. — *Anatomie pathologique macroscopique.*

CHAPITRE III. — *Anatomie pathologique microscopique.*

CHAPITRE IV. — *Diagnostic et pronostic des trois formes de contracture palmaire.*

CHAPITRE V. — *Historique du traitement et exposé du traitement préconisé par M. Gangolphe, suivant les formes.*

CONCLUSIONS.

TRAITEMENT CHIRURGICAL

CONTRACTURE DE DUPUYTREN

CHAPITRE PREMIER

Historique

Cette maladie, connue des anciens sous le nom de *crispatura tendinum*, dénomination qui indique suffisamment l'idée que les auteurs de cette époque se faisaient de cette affection, n'est en réalité bien connue que depuis 1832, à la suite des travaux de DUPUYTREN. Il semble, en effet, avoir été le premier chirurgien qui, par la dissection, en ait recherché les conditions anatomiques. Dans un compte rendu de son *Recueil de lectures cliniques*, on raconte que, ayant appris la mort d'un homme qui était porteur de cette affection, il résolut de ne plus rester dans l'ignorance anatomique de cette singulière maladie. On lui donna le bras du sujet et il le disséqua soigneusement. Ayant enlevé toute la peau de la paume et de la face palmaire des doigts, il vit entièrement disparaître les plis et les rides de cette peau ; il était, dès lors, évident que ces plis et ces rides ne tiraient pas leur cause d'une affection de la peau elle-même, mais d'une lésion qui lui était communiquée. Mais, quelle était la lésion primitive, et comment s'était faite la communication ? Continuant sa dissection, Dupuytren vit l'aponévrose palmaire distendue, rétractée, diminuée de longueur, sa partie inférieure divisée en cordons qui s'allongeaient aux côtés du doigt malade. En étendant ce doigt, il observa que l'aponévrose subissait une sorte de tension exagérée, de crispation. Ce fut pour lui un trait de lumière ; il en conclut que cette aponévrose était pour quelque chose dans le mécanisme de la maladie. Il coupa ses prolongements sur les côtés des doigts ; immédiatement la contracture cessa, les doigts revinrent à une position de demi-flexion, et après de légers efforts, à une extension complète. Les tendons étaient dans leur état normal, les gaines n'étaient point ouvertes, les articulations, ligaments, membranes synoviales et les os étaient parfaitement sains. Depuis que Dupuytren, par cette observation, contribua à augmenter nos connaissances sur cette maladie, on l'a souvent désignée sous le nom de *contracture de Dupuytren*, désignation justement élogieuse pour le grand chirurgien, en même temps que désignation utile, car elle sert à distinguer cette affection de toutes les autres formes de contracture des doigts.

A. COOPER avait bien émis, en passant, l'idée que peut-être la rétraction des doigts était le résultat de la rétraction de l'aponévrose palmaire et des tendons ; il avait même proposé la section des brides comme moyen thérapeutique ; mais aucun fait ne démontrait la réalité de cette hypothèse, et Dupuytren fut le premier à donner une explication satisfaisante de ces faits.

GOYRAND, d'Aix, quelques années après, battit en brèche les opinions de Dupuytren et, s'appuyant sur des dissections minutieuses, il parut les renverser, sans toutefois enlever au grand chirurgien le mérite d'avoir le plus puisssamment contribué à faire connaître l'affection dont nous allons nous occuper. Le fait capital du mémoire de Goyrand, c'est d'avoir démontré que «la direction vicieuse des doigts est due, non à la rétraction de l'aponévrose palmaire, mais à des cordons de nouvelle formation dont les uns, continus, d'une part, à l'aponévrose palmaire, s'inséraient par leur extrémité inférieure à la gaine des tendons fléchisseurs ou aux bords des phalanges. D'autres allaient seulement d'un point à un autre de ces bords, ou de la face antérieure des gaines fibreuses.»

Et présentant à l'Académie les mains qu'il venait de disséquer, Goyrand ajoute avec assurance : « Qu'on examine avec attention les mains affectées de cette espèce de rétraction des doigts, et l'on pourra reconnaître et compter les brides qui tiennent les doigts en flexion; on pourra s'assurer, par le plus simple examen, que les brides ne sont pas les languettes inférieures de l'aponévrose palmaire. » *(Mémoires de l'Académie royale de médecine,* 1833, p. 490.)

SAMSON *(Rapport sur le mémoire précédent,* 1834) regarde ces brides comme l'endurcissement, l'épaississement des languettes sous-cutanées qui naissent de l'aponévrose palmaire et sont rudimentaires à l'état normal.

GOYRAND, dans un second travail présenté à l'Académie l'année suivante, tend à se rallier à cette opinion;

mais VELPEAU, déjà plus d'un an avant les travaux de ces pathologistes, avait émis, dans la seconde édition de son *Anatomie chirurgicale*, des idées analogues, et plus tard, il en fit le sujet d'une de ses cliniques.

BÉRARD, NÉLATON partagent également les idées de Samson. L'article de VIDAL DE CASSIS n'est qu'une courte analyse du mémoire de Goyrand.

GERDY fit porter l'altération, non seulement sur l'aponévrose palmaire et les bandelettes fibreuses qui étaient rétractées, mais encore sur la peau qui était plus dure, moins extensible, moins mobile ; sur le tissu cellulaire qui était plus épaissi et plus dur ; même altération de la peau et du tissu cellulaire des doigts et souvent du prolongement fibreux ou fibro-cellulaire qu'ils reçoivent de l'aponévrose palmaire.

JOBERT DE LAMBALLE émet une opinion qui concilie à la fois Dupuytren, Goyrand d'Aix et Gerdy. Pour lui, l'affection est provoquée par un tissu néoformé déposé d'abord entre l'aponévrose palmaire et la peau qu'il respecte au début, mais finissant toujours par atteindre l'une et l'autre.

MALGAIGNE essaie de s'appuyer sur l'anatomie pour dire que la participation de l'aponévrose palmaire à cette affection est impossible : 1° l'aponévrose, dit-il, s'arrête à la racine des doigts et n'envoie aucun prolongement sur les phalanges ; 2° elle n'a aucune connexion avec la peau. Ces deux arguments sont faux (voir notre chapitre sur l'*Anatomie normale de l'aponévrose palmaire*). La rétraction pour lui est due à une lésion des couches profondes du derme, opinion reprise et soutenue par FORT (th. agrég., 1869) qui essaie de se l'attribuer.

RICHET, d'un examen macroscopique et microscopique très complet *(Bull. Soc. anat.*, 1877), tire les conclusions suivantes :

1° L'aponévrose palmaire seule est altérée ;

2° L'altération a envahi les deux aponévroses palmaires et est symétrique ;

3° Elle coïncide avec les lésions du rhumatisme articulaire chronique ;

4° L'examen histologique ne révèle aucune trace d'inflammation dans les parties rétractées.

BROCA admet que la peau se rétracte, mais que la principale rétraction siège dans le ligament palmaire et ses dépendances.

KOCHER *(Centr. f. Chir.*, Leipz., 1887), d'après un examen microscopique très minutieux et que nous rapportons plus loin, admet que « l'affection dont il s'agit se manifeste par foyers isolés, siègeant en partie dans l'aponévrose, en partie dans les tissus environnants ». C'est donc une opinion qui se rapproche beaucoup de celle de Gerdy.

Tel est le résumé des idées qui ont été soutenues à différentes époques. On voit de suite, en jetant un coup d'œil sur cet aperçu, quel est le point de la question qui a le plus préoccupé les auteurs et qui leur a fait émettre des opinions si différentes ; et c'est encore sur ce point que nous allons insister, convaincu que la vérité n'est pas encore faite, et qu'une discussion, surtout clinique, des principales idées qui ont eu cours, discussion basée sur des connaissances nouvelles, ne peut qu'être utile à la science.

CHAPITRE II

Anatomie pathologique macroscopique

La première question que l'on se pose, et d'où dérivera le traitement, est celle-ci : quelle est la nature de la maladie ?

Est-elle due à une altération des tendons (anciens auteurs et COOPER) ; à une rétraction de l'aponévrose palmaire (DUPUYTREN) ; à une hypertrophie de fibres aponévrotiques normales (GOYRAND et SAMSON) ; à la formation d'un tissu rétractile s'interposant entre peau et aponévrose (GOYRAND) ; est-ce simplement une lésion frappant les couches profondes du derme, opinion émise et soutenue par MALGAIGNE, et reprise de nouveau dans le concours d'agrégation de 1869 par FORT qui tendrait à se l'attribuer ? Ou bien à une réunion de toutes ces altérations auxquelles il faut ajouter des altérations de la peau et du tissu cellulaire sous-cutané (GERDY) ?

Les dissections de Dupuytren ont suffisamment démontré l'erreur des anciens, pour que nous ne nous y arrêtions pas.

Mais où est la vérité dans les nombreuses théories soutenues depuis ? L'anatomie pathologique seule pouvait résoudre cette question. Mais, pour que l'anatomie pathologique pût donner des résultats positifs, il fallait connaître l'anatomie normale de la région, c'est ce qui a manqué à Dupuytren ; aussi, ajoutent ses adversaires, s'explique-t-on facilement comment un esprit aussi droit que celui de ce grand chirurgien a pu conclure de ses dissections que la cause unique de la maladie siégeait dans l'aponévrose palmaire ; conclusion qui, d'après nous, contient bien une part de la vérité, mais ne la contient pas toute.

Pour se faire une juste idée de cette aponévrose et bien distinguer ce qui appartient à cette membrane, et ce qui lui est étranger, il est indispensable de se fixer sur sa disposition normale. Nous allons donc décrire cette aponévrose, donner à la suite l'explication de certaines déviations des doigts qui dérivent directement de l'anatomie, ne voulant pas insister sur les déviations que produit ordinairement « la maladie de Dupuytren », et qui sont suffisamment indiquées dans nos observations et dans nos photographies. Nous donnerons à la suite la description histologique d'une de ces brides pathologiques, faite si minutieusement par le professeur LANGHANS, et nous essayerons de tirer de ces faits une conclusion clinique.

DISPOSITION NORMALE DE L'APONÉVROSE PALMAIRE SUPERFICIELLE

Nous empruntons cette description à l'excellent ouvrage de M. le professeur TESTUT (*Traité d'anatomie humaine*, 1890).

« L'aponévrose palmaire superficielle s'étale sur toute la région palmaire, au-dessous de la peau, au-dessus de tous les tendons et muscles précédemment décrits, à l'exception du palmaire cutané. Mais elle se modifie si profondément, en passant des parties latérales de la région à la partie moyenne, qu'on la divise en trois portions : une portion moyenne ou aponévrose palmaire proprement dite ; une portion latérale externe ou aponévrose de l'éminence thénar ; une portion latérale interne ou aponévrose de l'éminence hypothénar.

a) Aponévrose palmaire moyenne. — Située entre les deux éminences thénar et hypothénar, l'aponévrose palmaire moyenne, encore appelée *ligament palmaire*, affecte la forme d'un triangle dont le sommet dirigé en haut, correspond au ligament annulaire antérieur du carpe, et dont la base légèrement arrondie s'étale sur la racine des doigts.

Au niveau du ligament annulaire, l'aponévrose palmaire adhère intimement à ce ligament et se continue avec le tendon du petit palmaire dont elle est considérée à juste titre comme l'épanouissement. Latéralement, elle se continue avec les deux aponévroses thénar et hypothénar. Du côté des doigts, elle se fixe aux premières phalanges, en ménageant, pour le passage des tendons, des nerfs et des vaisseaux, tout un système d'ouvertures dont le mode de construction est nettement indiqué par la structure même de cette aponévrose.

Nous trouvons dans l'aponévrose palmaire deux ordres de fibres : des fibres *longitudinales* et *transversales.* Les fibres longitudinales proviennent du tendon du petit palmaire. Très condensées à la partie supérieure de la

région, elles s'écartent en descendant sous forme d'un
large éventail et se fragmentent même, en atteignant les
articulations métacarpo-phalangiennes, en huit languettes
distinctes, deux pour chacun des quatre derniers doigts.
Ces languettes, obliquent un peu en arrière, viennent se
fixer sur les faces latérales de l'extrémité postérieure de
la première phalange de l'index, du médius, de l'annulaire et de l'auriculaire.

Les fibres transversales, peu nombreuses en haut, très
nombreuses et très condensées au contraire à la partie
inférieure de la région, se détachent du bord antérieur
et de la tête des métacarpiens pour aller se fixer d'autre
part sur les parties similaires de métacarpiens plus ou
moins éloignés. On voit généralement les fibres superficielles s'étendre du deuxième métacarpien au cinquième,
les fibres profondes réunir deux métacarpiens. Ces fibres
transversales, s'entre-croisant avec les fibres longitudinales, augmentent la résistance de l'aponévrose palmaire
et circonscrivent au niveau des articulations métacarpo-
phalangiennes, avec les huit languettes longitudinales
ci-dessus décrites, sept ouvertures en forme d'arcades,
dont quatre répondent aux doigts *(arcades digitales)*,
trois aux espaces interdigitaux *(arcades interdigitales)*.
Les premiers donnent passage aux tendons fléchisseurs
des doigts ; sous les arcades interdigitales s'échappent les
lombricaux, les artères collatérales des doigts, les veines
et les nerfs qui les accompagnent.

La face superficielle de l'aponévrose palmaire est reliée
à la peau par des tractus verticaux qui se multiplient
surtout à la partie inférieure de la paume de la main et au
niveau des plis cutanés. Indépendamment de ces tractus

fibreux nécessairement très courts, DUPUYTREN a décrit, sous le nom de *languettes cutanées*, quatre prolongements beaucoup plus longs qui, du tiers inférieur de l'aponévrose palmaire, se portent vers le pli interdigital. Ces languettes sont tendues au maximum dans les mouvements d'extension des doigts et dépriment à leur niveau la peau qui les recouvre.

De sa face profonde partent également de nombreux prolongements fibreux, affectant, à la partie inférieure de la main, la forme de véritables cloisons verticales, et formant aux tendons fléchisseurs quatre gaines très résistantes.

b) Aponévrose thénar. — Beaucoup plus mince que l'aponévrose moyenne, cette aponévrose recouvre les muscles de l'éminence thénar auxquels elle fournit, par sa face profonde, des gaines celluleuses. Elle s'insère en dehors sur le scaphoïde, sur le trapèze et sur le bord externe du premier métacarpien ; en dedans, elle se continue avec le bord externe de l'aponévrose palmaire moyenne.

c) Aponévrose hypothénar. — Elle est également fort mince ; elle se détache en dedans du pisiforme et du bord interne du cinquième métacarpien ; elle se continue en dehors sur le bord interne de l'aponévrose palmaire moyenne. Recouverte par la peau et le petit muscle palmaire cutané, elle recouvre tous les autres muscles de l'éminence thénar, en jetant autour de chacun d'eux une lame celluleuse.

Il nous reste à fournir un dernier détail pour compléter la disposition de l'aponévrose palmaire superficielle. Du point où la portion moyenne de cette aponévrose se réunit à la portion externe, se détache une cloison qui, après avoir recouvert le muscle adducteur du pouce, vient s'insérer sur le bord antérieur du troisième métacarpien. De même, en dedans, l'aponévrose palmaire moyenne, en se réunissant à l'aponévrose de l'éminence hypothénar, donne naissance à une cloison verticale qui vient se fixer, d'autre part, sur le bord antérieur du cinquième métacarpien. Ces deux cloisons divisent ainsi l'espace compris entre l'aponévrose palmaire et les métacarpiens en trois loges distinctes, une *loge moyenne*, une *loge externe* et une *loge interne*. La loge externe est comblée par les quatre muscles de l'éminence thénar ; la loge interne par les trois muscles sous-aponévrotiques de l'éminence hypothénar ; dans la loge moyenne sont situés les tendons des fléchisseurs et les lombricaux.

Ces notions anatomiques sont indispensables pour bien comprendre la déformation que produit la « *maladie de Dupuytren* » et particulièrement une déviation spéciale à l'auriculaire bien expliquée par VERNEUIL *(Soc. anat.*, 1851, page 223).

« Souvent, en effet, l'auriculaire est seul dévié, fléchi, entraîné dans l'adduction avec rotation légère dans l'articulation métacarpo-phalangienne, la concavité de l'arc qu'il forme étant tournée vers l'éminence thénar. Examinant la base du doigt, on remarque que la rétraction est due à l'existence d'une bride placée sur son côté radial. Or, en étudiant l'aponévrose palmaire, on voit que, arrivée à l'intervalle interdigital du quatrième et du cinquième doigt, elle envoie des prolongements à la première, quelquefois même à la deuxième phalange de l'auriculaire ; en tout cas, la languette interdigitale se sépare en deux parties : l'une allant au côté radial de l'auriculaire, le côté cubital en étant dépourvu ; l'autre gagne le bord cubital de l'annulaire. Lorsqu'il y a par conséquent rétraction de l'aponévrose palmaire, cette languette devenant très forte, et ne trouvant pas de résistance du côté opposé du doigt, fait éprouver à l'auriculaire, outre la flexion, un mouvement de rotation qu'on ne retrouve pas dans la flexion des autres doigts qui est directe. »

Nous pensons que cette disposition de l'aponévrose palmaire, donnée par VERNEUIL comme normale n'est, en réalité, qu'une exception. A l'état normal, l'auriculaire reçoit de l'aponévrose palmaire, comme les autres doigts, deux trousseaux fibreux; mais celui du bord cubital est souvent réduit à quelques fibres dont la rétraction ne peut s'opposer beaucoup à la rétraction plus considérable de l'énorme trousseau fibreux que reçoit l'auriculaire à son côté radial ; c'est ce qui permet à l'auriculaire de prendre la disposition que nous avons rappelée ci-dessous et qui est fréquente.

Bien plus rares sont les cas (on n'en connaît que six actuellement : MALGAIGNE, DUPUYTREN, GOYRAND ADAMS, KOCHER, GANGOLPHE), où le pouce est atteint. HYRTLE nous en donne l'explication. « Contrairement à l'opinion généralement acceptée sur l'extension de l'aponévrose palmaire, le pouce reçoit très exceptionnellement des tractus fibreux de l'aponévrose palmaire. Cette rareté anatomique explique la rareté de la rétraction du pouce dans la *maladie de Dupuytren*. »

CHAPITRE III.

Anatomie pathologique microscopique.

Nous résumons ici l'examen histologique fait par le
professeur LANGHANS, des nodules et des cordons
réséqués par KOCHER *(Cent. f. Chir.*, 1887).

Après durcissement dans l'alcool, l'aponévrose est
enchâssée dans de la celloïdine. Coupes, avec microtome
Thomas, parallèles à l'axe longitudinal de l'aponévrose.
Coloration au borax-carmin. On ne passe pas la prépa-
tion dans l'alcool acidulé avec HCl. A un faible grossissement, on voit des points isolés, riches en noyaux et fortement colorés. Celui de ces points qui est le plus étendu,
se trouve au milieu et s'en va sous forme d'une traînée
rougeâtre dans la direction de l'axe de l'aponévrose, sur
une longueur de 3 millimètres, et traverse cette aponévrose un peu obliquement. De ses parties latérales partent de petits prolongements très courts qui s'insinuent
entre les fibres longitudinales qui se trouvent de chaque
côté. L'aponévrose est très nette à ce niveau et très peu
épaissie. Dans le tissu graisseux avoisinant, on trouve
de petites taches fortement colorées et de petits traits

correspondant aux vaisseaux qui sont dans leur voisinage. Dans le reste de l'aponévrose, on trouve encore deux points, mais peu étendus. Dans tous ces points, les modifications histologiques consistent essentiellement dans un processus de néoformation qui part du tissu conjonctif primitivement existant. Les cellules de l'aponévrose et les vaisseaux sont très augmentés de nombre et de volume. Pas de signes particuliers d'inflammation ni d'émigration de globules blancs. La partie de l'aponévrose dépourvue de noyaux, d'aspect normal, est divisée par des bandes longitudinales, étroites, riches en noyaux, bandes dont le nombre et la largeur sont variables. On ne trouve que deux de ces bandes de 2 millimètres qui occupent toute la largeur de l'aponévrose. Vers la périphérie, ces bandes augmentent de nombre, on en compte cinq.

Ce sont des bandes de tissu cellulaire lâche dont les vaisseaux, dans les préparations examinées, ne sont pas visibles. A l'intérieur de ces bandes, on ne trouve que des noyaux rares, en rangée égale, très longue et très étroite, sous forme de bâtonnets. Ils présentent l'aspect de lignes fines et d'un rouge sombre. Dans les points où les noyaux sont plus rapprochés de la périphérie, ils paraissent plus vésiculeux. La première modification consiste en ce que ces bandes riches en noyaux sont plus larges et plus nombreuses, et aussi, en ce que, dans les parties périphériques de ces bandes, les cellules ont augmenté de nombre. On compte dans les points les plus modifiés environ quinze de ces bandes riches en noyaux, c'est-à-dire que le tissu cellulaire lâche, riche en cellules, qui divise l'aponévrose en fascicules isolés est devenu plus large et a pénétré dans les parties solides de cette aponévrose. De cette façon, l'aponévrose est divisée en un plus grand nombre de fascicules. Tandis que, à l'état normal, les cellules situées à l'intérieur du tissu solide de l'aponévrose et dans l'axe transversal de celle-ci, sont éloignées d'environ 20 à 30 μ, ici, la distance est réduite à 5, 4 ou même 2 μ. Les noyaux sont plus larges qu'à l'état normal; on ne trouve plus de noyaux formant des bâtonnets étroits. Beaucoup ont un bel aspect ovale, et dans cet ovale, le diamètre longitudinal ne dépasse le transversal que d'un quart ou même d'un cinquième.

Les plus larges sont longitudinaux tandis que ceux qui sont plus étroits sont souvent ondulés, repliés, présentant deux ou trois inflexions. Quel que soit le rapprochement de ces noyaux, leurs groupes sont cependant toujours séparés par des traînées de la substance fondamentale à fibres longitudinales. Ces fibres de celle-ci ont toutes une direction parallèle à l'axe de l'aponévrose, et il en est de même des groupes des noyaux. Il n'y a qu'un point au milieu de la plus grosse tache riche en noyaux où l'on trouve une petite étendue dans laquelle cette disposition longitudinale régulière n'existe pas. A ce niveau, les noyaux sont extraordinairement condensés, ils sont plus courts, plus larges, et placés dans toutes les directions possibles. Par suite, les bandes étroites de la substance fondamentale passent au milieu d'eux en affectant une disposition variable et très irrégulière.

De même que l'aponévrose, le *tissu connectif* et le *tissu graisseux* avoisinants présentent la même richesse en noyaux disposés par groupes. Déjà, à un faible grossissement, on peut voir que ces différents groupes correspondent aux *vaisseaux*. L'adventice est plus particulièrement riche en noyaux. Ces derniers sont semblables aux noyaux irrégulièrement placés dont nous avons déjà parlé. Ils sont plus ovales, affectant la forme de bâtonnets. On trouve aussi des noyaux ronds, mais ces derniers ne semblent être que des noyaux ovales raccourcis. Ils sont très peu vésiculeux. Même dans le tissu graisseux, ce processus part des capillaires sanguins. Il envahit le tissu graisseux d'une façon analogue à celle que nous avons décrite pour la grande tache et pour la partie périphérique et distale de l'aponévrose où le tissu se divise en plus nombreux fascicules. Le tissu cellulaire est divisé au niveau des parties périphériques de l'aponévrose, et toutes ces divisions pénètrent entre les fascicules isolés. Les cellules graisseuses sont entourées d'une triple et quadruple rangée, ou même plus, de noyaux incurvés. Ces noyaux sont naturellement plus courts que les noyaux normaux de l'aponévrose, et ressemblent davantage à ceux de la gaine des artères. Ils sont fréquemment étroits et en forme de bâtonnets. Au milieu de ces travées riches en noyaux, on voit nettement des lumières étroites, entourées d'une double rangée de noyaux, ou encore des vaisseaux plus larges dont la lumière sectionnée transversalement est entourée d'une couche épaisse de noyaux ronds et presque tous contigus. Ce tissu riche en noyaux, absolument néoformé, représente l'adventice. Dans l'aponévrose excisée, on a trouvé un corpuscule de Paccini. Il était normal, ainsi que les parties avoisinantes. Il était d'ailleurs très éloigné des parties malades.

En résumé. — Ce qui ressort manifestement de la description ci-dessus, c'est que l'affection dont il s'agit se manifeste par foyers isolés. Ceux-ci se trouvent, en

partie dans l'*aponévrose*, en partie dans le tissu avoisinant ; et, dans ce dernier, ce sont les *gaines des artères*
qui deviennent très riches en noyaux, de même que les
capillaires, autour desquels se forme une adventice sous-
endothéliale farcie de noyaux. A l'intérieur de l'aponévrose, le tissu cellulaire lâche qui accompagne les vaisseaux, et qui se trouve entre les fascicules de l'aponévrose,
prolifère et s'épaissit, pénètre dans les fascicules pour les
diviser en parties encore plus petites. En outre, les
cellules de l'aponévrose deviennent très nombreuses, et
si nombreuses en un point limité que la belle structure
en fibres longitudinales de l'aponévrose a été détruite.
LANGHANS n'a pu voir nettement s'il y avait diapédèse
de globules blancs. Tout au plus, trouve-t-on çà et là
entre les cellules rondes quelques globules qui se colorent
un peu plus fortement, mais qui deviennent aussi vésiculeux par l'emploi du violet de gentiane. Les corpuscules
lymphatiques avec plusieurs petits noyaux manquent
également d'une façon absolue.

CHAPITRE IV

**Division clinique des rétractions palmaires.
Leur diagnostic. Leur pronostic.**

Au point de vue clinique, ce qui ressort de tous ces
faits anatomiques, ce qui ressort également de nos observations, c'est que nous devons admettre :

1° Des lésions de l'*aponévrose*, caractérisées par la
présence de brides adhérentes ou non à la peau, partant
de la région palmaire pour aller s'insérer aux faces latérales des premières et même des deuxièmes phalanges ;

2° Des lésions du *tissu connectif* qui est scléreux,
épaissi, parfois adhérent aux brides ;

3° Des lésions analogues du *derme ;*

4° Des lésions des *vaisseaux* dont l'adventice est sclérosée ;

5° Enfin, une lésion que nous n'avons vu signaler qu'en
passant dans nos recherches bibliographiques, sur laquelle
aucun auteur insiste, qui est cependant fréquente : à savoir l'*arthrite déformante*, et dont l'importance est considérable au point de vue opératoire. Qu'il nous suffise de

dire, pour le moment, que ce sont souvent ces lésions articulaires qui empêchent l'extension complète après la section des brides. Nous n'en voulons pour preuve que l'expérience suivante qu'il nous a été donné de faire pendant nos exercices de médecine opératoire. Une vieille femme présentait une « *contracture de Dupuytren* » portant principalement sur l'auriculaire. La peau était sclérosée, adhérente aux brides que l'on sentait très nettement, malgré l'épaisseur de la peau. L'articulation des première et deuxième phalanges n'était pas déformée, et cependant, en sectionnant circulairement tous les tissus à un centimètre environ au-dessous de l'articulation, il nous fut impossible d'étendre complètement la deuxième phalange sur la première. Nous avons pu nous rendre compte par la dissection que cette résistance à l'extension était due à des déformations des surfaces articulaires réunies par de lâches tractus fibreux.

Quant à savoir quel est le tissu qui a été, primitivement, le point de départ de l'affection, nous ne nous engagerons pas dans cette discussion.

Peut-être, peuvent-ils tous être le siège initial de l'affection qui, d'abord localisée à l'un d'eux, finit, à un moment donné, par les envahir tous.

Il nous semble qu'au point de vue clinique, que nous ne voulons pas abandonner, on peut distinguer de cette affection trois formes différentes :

1° *Une forme aponévrotique* où seule l'aponévrose est prise, la peau et les articulations étant saines. C'est là la véritable « *contracture de Dupuytren* », celle qu'il avait en vue, dans ses nombreuses descriptions.

2° *Une forme cutanée* où la peau et l'aponévrose sont

prises, les articulations saines. C'est celle qu'EULENBURG appelle « *strang contractur* », « contracture en cordon des doigts ».

3° *Une forme articulaire* sur laquelle insiste M. GANGOLPHE, où les articulations, l'aponévrose et la peau, sont également prises.

Cette distinction purement clinique, qui ne comporte nullement une distinction de nature, qui ne correspond peut-être qu'à trois degrés différents de la même maladie suivant l'époque à laquelle on l'envisage, est, comme nous le verrons, des plus importantes au point de vue du traitement.

Ajoutons enfin que ces trois formes peuvent coexister chez le même malade, et rendre inutile tout traitement chirurgical.

Diagnostic

Est-il possible, au début (car à la dernière période le fait est facile), de diagnostiquer les trois formes différentes de la « *maladie de Dupuytren* » ?

Nous répondrons affirmativement.

1° La *forme articulaire* est assez facile à diagnostiquer. Notre observation, p. 47, en est un bon type, et l'observation suivante, qui montre l'affection tout à fait à ses débuts est très intéressante à ce sujet.

Femme, cinquante ans, vient à l'hôpital de la Croix-Rousse, pour un cancer de la langue. Cette malade est atteinte de rhumatisme chronique déformant, type d'extension. Et malgré ce type d'extension s'est développée une bride partant de la base de la première phalange de l'annulaire (bord cubital) pour se perdre dans la paume. Cette bride, d'abord sous-cutanée, est maintenant adhérente à la peau, mais cette dernière a conservé son épaisseur et sa souplesse normales. La malade, très intelligente, est très affirmative sur ce point, la bride s'est développée *après* son affection articulaire.

On ne peut accuser ici la flexion du doigt d'avoir favorisé la production de cette bride, puisque la première phalange est en extension. Et on ne peut non plus accuser la bride d'être la cause de la déformation articulaire, puisqu'elle s'est développée après cette déformation.

2° Il n'est pas aussi facile de diagnostiquer les deux autres formes *(aponévrotique et cutanée)*. L'anatomie nous sera ici d'un grand secours.

Ce diagnostic différentiel, qui n'a jamais été fait en France, à notre connaissance du moins, a cependant été décrit magistralement par EULENBURG *(Berlin. klinisch. Wochens. Chir.,* 1864).

Cet auteur, distingue, en effet, deux formes de contracture palmaire : une qui a pour siège l'aponévrose (celle que nous désignons sous le nom de *forme aponévrotique)* et une autre qu'il appelle *strang contractur* (à laquelle nous donnons le nom de *forme cutanée)*, tenant au développement entre la peau et l'aponévrose de cordons sous-cutanés néoformés finissant le plus souvent par envahir la peau plutôt que l'aponévrose.

La *strang contractur* des doigts, dit EULENBURG, arrive dans l'âge adulte ; mes malades atteints de cette affection, avaient déjà, au début, de la maladie, dépassé la trentaine. Elle est plus fréquente chez les hommes que chez les femmes.

Elle naît et suit son cours, absolument sans douleur. Elle naît toujours d'abord à une main et aussi souvent à la droite qu'à la gauche. Parfois, elle reste localisée à une seule main. Dans la règle, elle se communique tôt ou tard à l'autre main, après qu'elle a atteint une certaine période dans la première. Elle commence le plus souvent au petit doigt ou à l'annulaire. Rarement les deux doigts sont pris ensemble et sans participation des autres. Elle se communique bientôt au médius et à l'index, et commence exceptionnellement par l'un d'eux. La contracture du pouce est très rare. Moi-même, je n'en ai jamais vu. Je n'en connais que deux cas dans la littérature, l'un de Dupuytren, l'autre de Malgaigne (nous en avons relevé quatre autres cas dans nos recherches bibliographiques, Goyrand, Adams, Kocher et Gandolphe). Les cordons se développent très lentement, au moins dans l'espace de cinq à dix ans. A la fin, les extrémités des doigts se trouvent appliquées contre la paume, le plus souvent jusqu'à la blesser.

Au *stade de début, les cordons se montrent dans la peau même* (c'est bien l'expression de la vérité) au niveau d'un ou deux métacarpiens, de ceux du petit doigt ou de l'annulaire, et sont de la grosseur d'un pois ou d'une lentille. Plusieurs de ces nodosités se montrent dirigées dans la même direction; d'autres sont dans les espaces interosseux qu'ils remplissent complètement; de telle sorte que l'on trouve sous la peau comme un cordon sous-cutané qui peut gagner la base de la deuxième phalange. La *peau est si épaissie* le long du cordon qu'elle paraît s'accroître également avec lui. Elle n'est *pas fendue, ni soulevée* en formant des fentes. Proportionnellement avec le développement sous-cutané, on voit les troubles fonctionnels

augmenter dans les doigts atteints, jusqu'à la flexion per-
manente, qu'on ne peut vaincre, même momentanément,
qu'en déployant une grande force.

Bien différents sont les symptômes objectifs dans la
forme aponévrotique, dans la « *contracture de Dupuytren* » proprement dite.

Nous pourrions citer ici les nombreuses observations
que cet auteur a publiées. Mais il nous suffira de dire que,
dans cette forme, la peau sus-jacente présente des fissures
et des élevures,

BILLROTH, qui a bien étudié ces symptômes, les
résume en un mot . « La peau, dit-il, est plissée comme
un rideau », ce plissement de la peau n'existe pas
dans la *forme cutanée*, dans le « strang contractur »
d'EULENBURG. C'est là un bon signe de diagnostic
différentiel. Ce plissement de la peau, consécutivement à
la rétraction de l'aponévrose, tient aux relations intimes
de l'aponévrose et de la peau, réunies, comme on sait, par
des cloisons fibreuses verticales (voir le chapitre d'anatomie normale de l'aponévrose palmaire).

EULENBURG dit encore que la flexion de la deuxième
phalange et la participation du pouce à la rétraction
peuvent être un bon signe de diagnostic en faveur de la
« strang contractur », l'aponévrose n'envoyant pas de
prolongements jusque-là. C'est là une erreur que nous
avons signalée plus haut et sur laquelle HYRTL et
VERNEUIL ont bien fait la lumière : l'aponévrose palmaire peut envoyer des prolongements jusqu'au pouce,
jusqu'à la deuxième phalange des doigts.

Peu importe d'ailleurs, à notre point de vue : l'aspect
de la paume d'une part, des articulations de l'autre, suffira

pour établir le diagnostic différentiel, pour fixer le pronostic et imposer le traitement spécial à chacune de ces trois formes.

PRONOSTIC

La *forme aponévrotique* « *contracture de Dupuytren* » sera la plus bénigne. On pourra, en s'y prenant à temps, arriver à rendre aux doigts une bonne partie de leurs fonctions. Les observations de KOCHER, et une observation personnelle, en sont de bons types. Elle pourra ne pas récidiver.

La *forme cutanée* « strang contractur » d'EULENBURG sera plus grave. Le traitement pourra donner une amélioration passagère, mais la récidive sera fréquente.

La *forme articulaire*, sur laquelle insiste tant M. le professeur GANGOLPHE sera de beaucoup la plus grave; on ne pourra faire ici que des opérations forcément incomplètes. La lésion articulaire suivra son cours et finira presque toujours par rendre au pauvre malade qui en sera atteint l'usage de ses doigts absolument impossible (voir notre observation, p. 47).

CHAPITRE V

Traitement

DUPUYTREN divisait l'aponévrose palmaire rétractée à ciel ouvert, par une incision transversale comprenant peau et tissu rétractés, de 10 lignes de longueur. Il
en ajoutait parfois une ou deux autres. Charpie sèche.
Doigts étendus. Nous ne rapporterons pas les cas assez
nombreux où cette méthode a été appliquée et a donné
de bons résultats, malgré les complications inflamma-
toires qui, parfois, ont suivi l'opération.

GOYRAND, d'Aix, ne fait pas l'incision transversale
de la peau, comme Dupuytren, parce que, lorsqu'on veut
ensuite redresser le doigt, l'incision faite à la peau bâille
trop. Il fait une incision longitudinale à la peau, puis une
incision transversale à l'aponévrose. Cette méthode lui a
donné de bons résultats.

BUSCH, chirurgien de l'hôpital de Bonn, emploie une
méthode à lambeaux. Elle consiste dans la dissection d'un
lambeau de peau triangulaire au-dessus de la corde rétractée, puis dans la division de tous les tissus rétractés qu'on
peut atteindre.

Comme le lambeau soulevé en haut se rétracte, il ajoute des sutures à la partie inférieure de la plaie. « Un léger pansement ferme la blessure, puis le malade garde son bras en écharpe et ne fait pas la moindre tentative pour conserver ses doigts dans l'extension. C'est seulement quand la plaie est devenue granuleuse que le malade commence à faire des mouvements d'extension, mais avec douceur. On applique sur la main des cylindres de bois de diverses grandeurs. Plus tard, la main est étendue sur une attelle qui lui sert de dossier. A ce moment bains locaux fréquents pour bien déterger la plaie. Le malade profite des instants où sa main est dans le bain pour exécuter des mouvements actifs et passifs. Guérison de la plaie en trois ou quatre semaines. Plusieurs guérisons ainsi obtenues. Nous ne citerons que les deux observations suivantes :

Première Observation de Stetter

Deutsche Zeitschrift für Chirurgie (1881), *Erfahrungen im Gebeite der praktischen Chriurgie*, von Dr STETTER.

Maladie de Dupuytren chez jeune fille de vingt ans, à main droite, développée en six mois sans cause apparente. Annulaire surtout atteint ; tous les autres doigts, sauf le pouce également atteints. Méthode opératoire de Busch. Après la section on mit appareil plâtré sur face dorsale et les doigts furent fixés dans l'extension. Plus tard, mouvements passifs de flexion. Guérison.

Deuxième Observation de Stetter

Un malade atteint de cette affection est traité par le professeur Schönborn par la méthode de Busch. Le malade part avec un bandage lui maintenant les doigts dans l'extension.

Récidive un an après.

Opération nouvelle d'après même méthode. Le malade revint de temps en temps à la Clinique du Dr STETTER. Il faisait régulièrement chez lui des mouvements passifs. Depuis cette époque (21 mois) la guérison s'est maintenue.

« On voit donc, dit STETTER, que le traitement orthopédique consécutif n'est pas sans influence sur la guérison, et, jusqu'ici, nous l'avons toujours employé. »

ADAMS insiste sur le traitement post-opératoire. Voici le mode de traitement qu'il préconise :

1° Section sous-cutanée de tous les cordons aponévro-tiques contractés. Cette section doit se pratiquer après plusieurs ponctions faites à l'aide d'un petit ténotome introduit sous la peau et coupant de haut en bas.

Placer un bourrelet de charpie au-dessus de chaque point ponctionné et maintenir cette charpie au moyen d'une bande de sparadrap.

2° Extension immédiate, assez complète pour redresser complètement les doigts. Application d'une attelle de métal bien capitonnée, partant du poignet et se moulant sur la paume de la main et la face palmaire des doigts. Doigts et main fixés par une bande sur l'attelle.

3° Ne pas toucher au pansement avant le quatrième jour. Enlever alors la charpie et le sparadrap, les piqûres du ténotome étant toujours guéries au bout de quatre jours. Replacer ensuite l'attelle.

4° Conserver la position d'extension à l'aide de l'attelle, jour et nuit, pendant quinze jours ou trois semaines, mais replacer l'attelle et le bandage tous les deux ou trois jours ; après quoi, porter l'attelle la nuit seulement, pendant trois ou quatre semaines. A ce moment le malade prendra fréquemment des bains locaux pour bien nettoyer sa plaie et profiter des instants où sa main sera dans le bain pour exécuter des mouvements actifs et passifs.

Pas de récidive totale possible. Si récidive partielle due à une opération incomplète, sectionner le cordon aponé-vrotique contracté qui avait échappé à la première opéra-tion. Mêmes soins consécutifs.

Rapportons ici l'observation suivante que cite ADAMS :

En avril 1864, un sieur L..., atteint de rétraction palmaire dans les quatrième et cinquième doigts de chaque main, fut victime d'un accident dans les circonstances suivantes :

En essayant de retenir un cheval vicieux qui s'emportait, les doigts contracturés de la main droite s'ouvrirent brusquement, et la peau de la paume se déchira transversalement. Je le vis peu de temps après son accident ; sa main avait été simplement bandée avec un mouchoir. Je lui trouvai une large plaie béante dans la paume de la main ; l'aponévrose palmaire avait été déchirée avec la peau ; mais les gaines des tendons étaient intacts et n'avaient évidemment pas été impliquées dans la contracture. On voyait ces tendons dans leur gaine, étendus à une certaine profondeur dans la paume, tandis qu'au-dessus était l'aponévrose qui avait évidemment été distendue d'une de ses extrémités à l'autre comme la corde d'un arc.

Après avoir enlevé quelques brides déchirées de cette aponévrose, j'étendis complètement les doigts et je remarquai alors que la plaie primitivement transversale, prenait une forme losangique. J'en rapprochai donc les lambeaux latéralement et je fis mes points de suture en conséquence ; de sorte que, suturée, la blessure semblait longitudinale et non plus transversale. Je bandai fortement la main avec d'étroites bandes de sparadrap ; puis je la plaçai sur une attelle, 'les doigts dans l'extension. Trois jours après, la plaie avait un très bel aspect ; pas de suppuration. J'enlevai alors mes points de suture. La guérison se continua sans incidents, et,

par la suite, les doigts, autrefois contracturés, recouvrèrent une
position à peu près droite, sans avoir perdu pour cela leur pouvoir
de flexion.

Le procédé employé par KOCHER et qui lui a donné de
beaux résultats (voir les observations ci-dessous où il décrit
minutieusement son mode opératoire) consiste simplement
en ceci: Faire à la peau une incision longitudinale. Séparer la peau des cordons épais, rigides et saillants ainsi que
des nodules que l'on trouve si fréquemment. Excision de
l'aponévrose palmaire avec ses prolongements partout où
elle semblait malade et en rapport avec la flexion des
doigts. « Ma méthode, dit KOCHER, m'a permis de
déterminer, beaucoup plus exactement qu'avec les pro-
cédés de BUSCH et d'ADAMS, les rapports macrosco-
piques de ces cordons avec les tissus environnants, et de
pouvoir fixer définitivement, grâce à l'examen microscopique des cordons enlevés, la nature interne de la
maladie de Dupuytren.»

Nous citons ici les quatre observations de Kocher mon-
trant les bienfaits du traitement chirurgical.

PREMIÈRE OBSERVATION DE KOCHER, *Centralb. f. Chir.*
Leipz., 1887.

Homme cinquante et un ans, *calligraphe.* Il y a sept ans, d'une
façon insidieuse, se produit, au niveau du tendon fléchisseur du
quatrième doigt, à droite un épaississement suivi d'une flexion
progressive de plus en plus forte de ce doigt. Traitement sans
résultat. A l'examen (juin 1884), on trouve, au niveau du pli
supérieur de l'M palmaire une forte bride rétractante sur laquelle
se trouve un épaississement nodulaire adhérent à la peau et se diri-

geant en arrière jusque vers l'articulation du poignet. Cette bride
est surtout marquée quand on fait l'extension passive de l'annulaire.
Les mouvements de l'annulaire et du médius sont gênés.

Incision longitudinale sur ce cordon.

Libération complète de la peau et mise à nu du cordon brillant
qui envoyait quelques prolongements vers le médius. Excision
complète de la bride, qui appartient exclusivement à l'aponévrose
palmaire. Pas d'adhérences profondes. Le doigt put aussitôt être
étendu facilement, et suture cutanée une fois faite, il put se mou-
voir activement. Pas de drain. Guérison par première intention,
cinq jours après fonction très satisfaisante du doigt.

Aujourd'hui, c'est-à-dire *trois ans* après l'opération, le patient
nous dit ceci : « Mes doigts sont étendus, et ne sont plus fléchis. Je
suis enchanté de l'opération. Ce qui m'ennuie, c'est que je ne puis
pas aussi bien écrire qu'autrefois. »

DEUXIÈME OBSERVATION DE KOCHER

Médecin, quarante-deux ans. Début, il y a quatorze ans, par
une rétraction cicatricielle au niveau de l'articulation métacarpo-
phalangienne de l'auriculaire *gauche*. Flexion de première phalange sur métacarpe, de deuxième phalange sur première. Depuis
trois ans, la pulpe du petit doigt est au contact de la face palmaire.

A la *main droite*, il y a cinq ans, entre tendons d'auriculaire
et d'annulaire apparaît une bride qui produisit flexion consécu-
tive de ces deux derniers doigts.

A l'*examen* (novembre 1885), l'annulaire gauche n'est mobile
que dans l'articulation métacarpo-phalangienne ; les articulations
des phalanges n'ont aucun mouvement, ni actif, ni passif. Au
niveau de la tête du cinquième métacarpien face palmaire), la
peau est rétractée en deux points très rapprochés. Entre les deux,
on peut sentir un cordon dur, en arrière de ces parties rétractées,
on sent le bord du cubital de l'aponévrose palmaire tendu. L'extension de ce cinquième doigt est très limitée. A la main droite,
on ne peut étendre ni le quatrième ni le cinquième doigt. Ils restent

fléchis dans l'articulation métacarpo-phalangienne à 90 degrés et dans l'articulation interphalangienne à 110 degrés. Dans la dernière articulation phalangino-phalangettiennne, l'extension passive est possible, mais non l'extension active. Ici, on sent et plus nettement, dans la direction du tendon du quatrième doigt, une corde rigide, arrondie, traversant la face palmaire et se tendant fortement quand on essaie d'étendre le quatrième doigt, moins quand on essaie d'étendre le cinquième doigt.

L'extension du troisième doigt provoque aussi une tension de cette corde.

Opération. — Le même jour, on excise cette bride. Esmarck. A chaque main, incision de 5 centimètres sur le bord cubital du quatrième doigt. Excision de l'aponévrose, qui était beaucoup plus épaisse à gauche qu'à droite. Pas de ligature. Suture continue au catgut. Guérison en douze jours. — Actuellement, douze ans après, le médecin opéré nous écrit ceci : « Comme vous le savez, à la main droite, l'auriculaire et l'annulaire étaient fléchis, de telle sorte que la phalangette n'était qu'à 4 centimètres de la paume de la main. Cette flexion remontant à deux ans, il en résultait que la deuxième articulation phalangienne des deux doigts qui n'avaient pas été employés, ne pouvaient pas s'étendre, mais restaient en flexion continuelle. Après l'opération, cet état s'améliora rapidement d'une façon notable, attendu que la tension qui existait fut supprimée par l'ablation de l'aponévrose. Mais l'extension complète des doigts restait impossible à cause de l'ankylose prononcée. Les articulations des phalanges ne fonctionnaient plus. L'état a été amélioré par l'exercice et le massage, si bien que, maintenant, dans l'extension active complète de la main, les extrémités de ces doigts ne sont plus saillantes que de 2 centimètres. Dans l'extension passive, ces 2 centimètres peuvent être presque corrigés, et ce n'est que la mobilité limitée des articulations correspondantes qui s'y opposent. Tous les doigts de cette main droite peuvent être fléchis ensemble, de façon à former un poing et, dans ce mouvement, il n'y a que la phalangette de l'annulaire qui soit un peu en dehors de la ligne formée par les autres doigts, et environ à un demi-centimètre du milieu de la main.

« Je peux me servir très bien de ma main. *Je peux même jouer du piano.* Je n'ai remarqué, jusqu'ici, aucune trace de récidive à cette main. Deux ans après notre opération, on étendit dans le chloroforme ces deux doigts dont la flexion était très peu prononcée, mais le succès obtenu fut de courte durée. Quant à l'auriculaire gauche, il avait été traité deux ans avant votre intervention par une section sous-cutanée. L'amélioration fut de courte durée. Aujourd'hui, je me sers bien de cette main gauche. »

Troisième Observation de Kocher

Conducteur des postes, cinquante-deux ans. Depuis deux ans, petit nodule, paume main gauche, légèrement douloureux. Ce nodule s'allongeait sous forme d'un cordon dur vers le quatrième doigt qui commençait à se plier et ne pouvait plus s'étendre. Depuis trois semaines, est apparue une induration analogue en forme de corde dans la direction du *pouce*. Mêmes modifications depuis un an à la main droite.

L'examen (mai 1886) permet de constater ces cordons irrégulièrement noueux, mais qui, en gros, avaient une forme cylindrique. A chaque paume, ces cordons s'étendaient d'un peu audessus du milieu de la paume jusqu'à la première articulation inter-phalangienne du quatrième doigt, avec flexion de ce dernier, flexion qu'on ne pourrait corriger passivement.

A *gauche*, il y a un petit cordon analogue, mais plus court et plus étroit qu'à droite, dans la direction du pouce. *Peau* étroitement *adhérente* à ces cordons.

L'opération fut faite comme dans les cas précédents : incision longitudinale simple de la peau, qu'il fut très facile de séparer des cordons, sauf au niveau des plis transversaux de cette peau où déjà, à l'état normal, il y a des adhérences plus marquées. En outre, de tous les points du cordon, partent de petites fibres courtes allant vers la peau ; mais les masses indurées, nodulaires, formées par du tissu connectif grisâtre et épaissi, se trouvent dans l'aponévrose palmaire.

On constate d'une façon certaine que la première incision faite pour libérer cette masse épaissie et qui part de la partie supérieure de celle-ci pour diviser les parties encore saines de l'aponévrose, amènent immédiatement une extension plus marquée des doigts. La libération de ces cordons durs des parties latérales et des parties profondes, est assez facile ; cependant, il y a des adhérences marquées dans les parties latérales et profondes. Ces dernières se trouvent au niveau des têtes des métacarpiens dans le domaine des fibres interdigitales de l'aponévrose.

Dans la direction des doigts, les cordons s'étendent jusqu'à la moyenne phalange et principalement vers le côté radial. *Les vaisseaux et les tendons* qui sont au-dessous de l'aponévrose (ces derniers, recouverts de leurs gaines minces, gaines auxquelles la masse indurée est très adhérente) peuvent être libérés facilement. Le cordon qui s'étendait vers le pouce avait l'aspect d'une rangée de nodules de tissu cellulaire induré placés dans la couche graisseuse sous-cutanée. Réunion sans drainage par une suture continue. Guérison par première intention.

L'état du malade *trois mois* après est le suivant : il peut se servir de ses deux mains. Il n'a pas encore beaucoup travaillé, mais néanmoins il a une extension très convenable. La flexion n'est pas empêchée, à l'exception du quatrième, tous les doigts peuvent être étendus complètement. Au quatrième, il s'en faut environ de 30 degrés pour que l'extension soit complète: c'est encore un peu plus marqué à droite. La cicatrice, dans toute son étendue, est linéaire ; à la paume, elle est souple, au niveau des doigts, elle est au contraire assez dure et nodulaire. A la main droite, il y a encore en deux points de petits nodules indurés.

Avril 1887. — Le malade revient.

État suivant : peut faire travail difficile ou facile. Pour soulever un fardeau, une seule chose l'embarrasse, c'est que, dans l'extension du quatrième doigt, se forme à la face palmaire de la première phalange, une saillie de la cicatrice, dure, exposée à la pression de l'objet saisi. Le malade peut étendre activement ses doigts dans l'articulation métacarpo-phalangienne ; par contre, il y a encore un défaut d'extension de 45 degrés dans la première articulation interphalangienne, au niveau des deux annulaires.

Quand on fait une forte extension passive, la cicatrice linéaire se tend comme un cordon dur, saillant, allant jusque dans la paume de la main. En plusieurs points, on sent encore de petits nodules indurés. Le pouce est *normal*. Le cordon qui se dirigeait vers ce doigt et qui avait été excisé dans son trajet, a laissé une cicatrice souple, non saillante.

QUATRIÈME OBSERVATION DE KOCHER

Pharmacien, soixante-six ans. Affection a débuté à droite, il y a dix ans, quatre ans à gauche, et depuis progressive.

Main droite. — Annulaire à 45 degrés au niveau de l'articulation interphalangienne. Ne peut être ni fléchi, ni étendu. Par contre, la phalangette peut être fléchie. Les autres doigts peuvent s'étendre assez bien. A la paume, on trouve, répondant aux plis transversaux, des épaisissements en forme de cordons. Il y a un épaississement qui va obliquement du deuxième jusqu'au premier métacarpien. Un deuxième cordon se trouve dans la direction du tendon fléchisseur du médius, d'environ 3 centimètres de longueur et présente des renflements irréguliers.

Un troisième, plus court, s'étend dans la direction du fléchisseur de l'annulaire et un autre, plus long, dans la direction du fléchisseur de l'auriculaire. Ce dernier se prolonge jusque sur le doigt et est fortement bridé par les plis transversaux de la paume. Un épaississement, gros comme un petit pois, comprenant la peau, se trouve à la base de la première phalange de l'auriculaire.

Main gauche. — Disposition semblable; seulement l'auriculaire est aussi fléchi dans son articulation métacarpienne jusqu'à l'ongle droit environ, et montre aussi une flexion de la phalangette. A la base de la phalangette du pouce, se trouve une exostose. On trouve, dans cette main gauche, tous les cordons signalés plus haut à la main droite, mais le cordon qui répond au fléchisseur du petit doigt apparaît sous forme d'une corde ininterrompue, fortement tendue et saillante, allent jusqu'à la base de la phalangine.

Opération. — (22 novembre 1886).

Incision cutanée longitudinale au-dessus des cordons. Libération de ceux-ci et excision. Suture continue sans drainage. Pansement à l'iodoforme et sublimé. On fixe les mains sur des planchettes.

24 novembre. — On enlève les sutures, bords des plaies non encore bien réunis. On met alors collodion, bismuth, sublimé et iodoforme.

26 novembre. — On change le pansement, on place encore couche de collodion sur les plaies. On fait encore, de temps en temps, de petits pansements jusqu'à la réunion complète.

7 décembre. — Le malade sort de l'hôpital. Cicatrisation complète, mobilité déjà bonne.

Nous revoyons le malade aujourd'hui, c'est-à-dire *un an* après l'opération. Les doigts peuvent être étendus activement presque complètement. Quand le malade met sa main sur la table, l'extension est complète. La cicatrice est assez dure, et lorsqu'on la touche, le patient accuse une sensation assez désagréable. C'est au niveau des doigts que la cicatrice est le plus dure. Dans la paume, elle est plus souple et plus mobile. En un point, on sent, à côté de la cicatrice, un petit nodule sous la peau. La sensibilité de l'extrémité du doigt est émoussée, mais, somme toute, le malade est enchanté ; les résultats acquis par l'opération lui permettent *de jouer du piano* comme le médecin dont nous avons donné plus haut l'observation (deuxième observation de Kocher).

Avec M. GANGOLPHE, nous admettrons que le traitement doit différer suivant les cas. (Voir *Lyon médical*, novembre 1891.)

1° Lorsque l'aponévrose seule est rétractée *(forme aponévrotique)*, la peau intacte ou à peu près complètement intacte, le procédé de choix est l'incision longitudinale dans le sens des bords, suivie de l'extirpation de celles-ci. Le sujet est-il âgé, atteint de tares organiques, la bride peu épaisse, on pourra employer avec avantage les sections sous-cutanées multiples, comme sur le malade opéré à l'Hôtel-Dieu.

PREMIÈRE OBSERVATION D'UN MALADE OPÉRÉ PAR M. GANGOLPHE
A L'HÔTEL-DIEU EN 1889.

Voir *Lyon Médical*, novembre 1891.

Charpentier non rhumatisant. Bride fibreuse étendue de l'aponévrose palmaire au côté externe de la deuxième phalange du pouce. Très marquée à droite, cette bride était à peine visible à gauche, le *pouce* droit était maintenu dans l'adduction et légèrement fléchi, le derme ne paraissait pas pris. Sections sous-cutanées multiples. Huit jours plus tard, le sujet partait guéri, très heureux de pouvoir travailler librement.

M. le professeur OLLIER nous a parlé des résultats que le traitement chirurgical lui avait donnés, dans les nombreux cas de rétraction palmaire que sa longue pratique lui a permis d'observer. Il avait déjà remarqué depuis longtemps quel bénéfice les malades pouvaient retirer d'une intervention dans les cas où seule l'aponévrose était rétractée. Il a cité entre autres l'observation remarquable suivante.

Il s'agit d'un homme d'une quarantaine d'années, purgeant en ce moment une longue condamnation. Chez ce malade, la rétraction palmaire était telle que la pulpe de l'auriculaire et de l'annulaire était pour ainsi dire incrustée dans la paume de la main. M. Ollier lui sectionne ses brides palmaires et se garde bien du redressement immédiat. Actuellement (environ dix ans après l'opération), cet homme accomplit avec cette main les travaux assez délicats auxquels les condamnés sont soumis dans nos prisons.

2° Mais quand les lésions sont complexes, lorsque la peau est fortement sclérosée *(forme cutanée)*, crevassée, adhérente, et constitue un obstacle à l'extension des doigts encore plus important que les tissus fibreux, on doit se contenter de demi-mesures. On ne peut songer à l'extirpation totale des parties malades ; il faudrait enlever le tiers de la peau et de l'aponévrose palmaire. On pourrait, il est vrai, songer ici à la greffe par méthode italienne; or, souvent on a affaire à des vieillards, et quelle peau pourrait remplacer celle de la main ? Le meilleur parti à prendre est de faire des sections multiples sous-cutanées, combinées avec quelques incisions superficielles longitudinales, permettant l'excision partielle des brides et des nodules scléreux.

Réunir les petites plaies par des sutures méthodiques au fil d'argent. Suivant les préceptes de M. le professeur OLLIER et de M. GANGOLPHE : Ne pas faire de redressement immédiat, par crainte du *sphacèle* que pourraient provoquer la déchirure ou simplement l'apla-

tissement des artères que la position des doigts a nécessairement raccourcies et qui ne sont pas indemnes, comme
le montre si bien l'examen histologique de LANGHANS,
rapporté dans notre chapitre d'anatomie pathologique
microscopique. Placer simplement un cylindre d'ouate
salicylée dans la paume de la main et laisser le pansement pendant dix jours au moins. Ne faire de redressement qu'après ces dix jours et dans les conditions si
bien indiquées par Adams. Enfin, instituer un traitement
général et prophylactique. Bains de vapeurs, douches
chaudes locales, bains sulfureux. Éviter soigneusement le
froid.

DEUXIÈME OBSERVATION D'UN MALADE OPÉRÉ PAR M. GANGOLPHE
A LA CROIX-ROUSSE EN 1892 (Inédite).

Recueillie à l'Hôpital de la Croix-Rousse dans le service de
M. le professeur agrégé GANGOLPHE (personnelle).
Voir photographies *5 et 6*.

D..., Jules, voyageur de commerce.

Syphilis à trente-deux ans, traitée pendant deux ans, pas d'accidents depuis l'âge de trente-quatre ans. Depuis, excès alcooliques.
Bronchite chronique depuis 1870. Pérityphlite guérie par une
intervention chirurgicale dans le service. Pas de rhumatisme per-
sonnel ou dans sa parenté.

Nous citons textuellement :

« Il y a dix ans environ, dit le malade, que je m'aperçus que
j'avais une dureté dans le creux de la main droite qui m'était
venue sans m'en apercevoir et sans souffrance. Petit à petit, cette
dureté s'est élargie et les deux nerfs des doigts, le majeur et l'an-

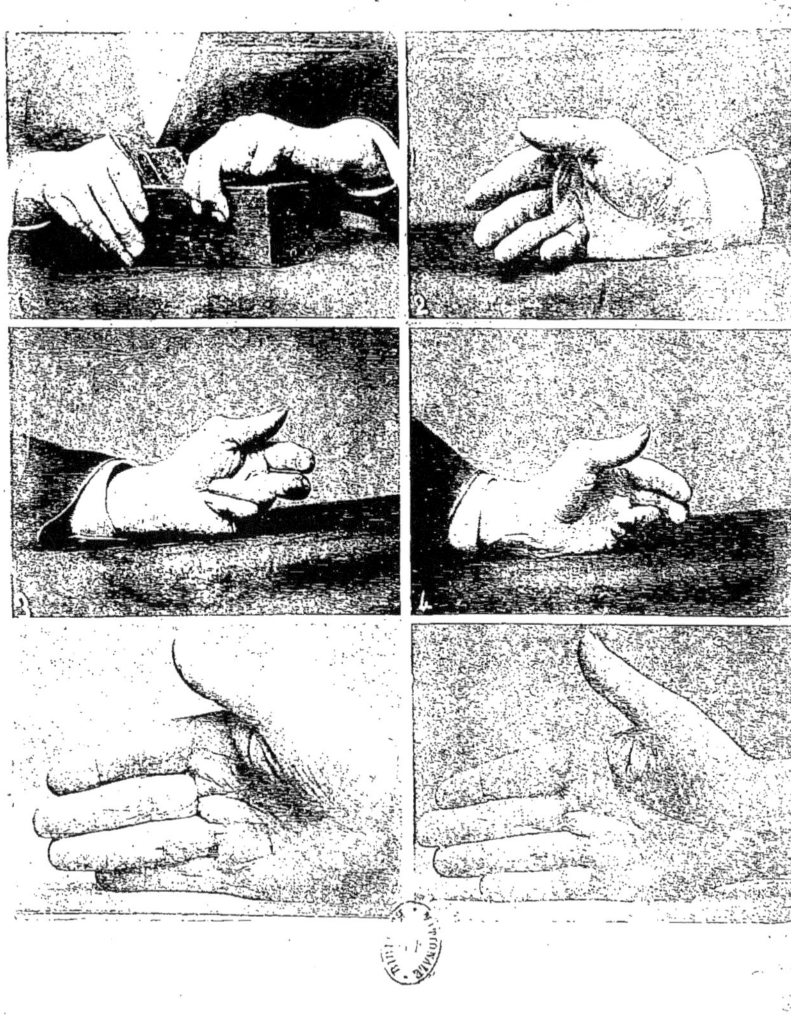

nulaire, ont formé deux cordons ; par ce moyen, ces deux doigts
.tendaient à se fermer. Je ne pouvais plus bien les ouvrir, cela
m'est venu bien insensiblement et toujours en augmentant. Je
m'en apercevais surtout *quand je prenais une bouteille* pour
verser à boire, en dernier lieu, c'est *à peine si je pouvais l'em-
poigner au ventre*, je sentais de temps en temps des vibrations
dans ces deux doigts, peu douloureuses.

« Deux ans après environ, je m'aperçus que le petit doigt de la
main gauche se courbait également et que j'y avais des vibrations
comme dans la main droite. Le nerf a égalemement grossi et formé un cordon. La maladie dans ce doigt a marché beaucoup plus
vite que dans la main droite. »

Même opération que sur notre malade de l'observation
suivante.

« Depuis l'opération (quatre mois) (voir photographie n° 6), mes
doigts vont bien, ils ne sont plus fléchis, il n'y a plus de cordon
dans la main. Je suis très satisfait de l'opération que M. Gangolphe
m'a faite et je lui en serai toute ma vie très reconnaissant. »

TROISIÈME OBSERVATION D'UN MALADE OPÉRÉ PAR M. GANGOLPHE
A LA CROIX-ROUSSE EN 1892 (Inédite).

Recueillie à l'Hôpital de la Croix-Rousse dans le service de
M. le professeur agrégé GANGOLPHE (personnelle).
Se reporter aux photographies *1, 2, 3 et 4*.

C..., Gilbert, soixante et un ans, menuisier.
Antécédents héréditaires. — Père mort, quatre-vingt-six ans,
mort subite. Cultivateur et tailleur de pierres, bonne santé habi-
tuelle. Pas de goutte ni de rhumatisme.

Mère morte soixante-dix-huit ans à la suite d'hémiplégie gauche, nerveuse (pas d'attaques) ni rhumatisme, ni goutte.

Un frère et trois sœurs (le malade est le cadet), tous bien portants. La sœur ainée, bien qu'actuellement robuste n'a marché qu'à trois ans, n'a pas boité depuis ; sa démarche est maintenant normale.

Grand père et grand'mère paternels morts plus qu'octogénaires. Pas d'accidents rhumastismaux.

Grand père et grand'mère maternels morts à un âge moins avancé. Pas de rhumatisme non plus du côté des collatéraux. Presque toute la famille a été *chauve* d'assez bonne heure frère, sœurs, etc.

Antécédents personnels. — A marché de bonne heure. Pas de fièvres éruptives. A deux ans, kératite phlycténulaire dont il porte encore les traces (néphélion presque central de l'œil D.). A huit ans, fièvre intermittente (pays marécageux). A dix-huit ans, a eu violents maux de tête pendant deux, trois jours, qu'il compare à des coups de poignards qu'on lui aurait donnés au-dessus de l'arcade sourcillière D. Pas de vomissements. Pas de cécité verbale, pas d'hémianopsie, pas de douleurs épaule ou bras droits. Un médecin-major consulté le saigna au pli du coude gauche (il en porte encore la cicatrice) ; n'a pas fait de service militaire (exempté par son frère). A eu blennorragie à vingt-cinq ans, guérie en deux mois. Pas de complications articulaires. Pas de syphilis. Pas d'abus d'alcool. Depuis l'âge de vingt-cinq ans jusqu'à cinquante ans bonne santé. Jamais de plaie ni de brûlure de région palmaire droite ou gauche, à cinquante ans a eu petites douleurs dans l'épaule droite que le malade attribue à un faux mouvement. Ces douleurs n'ont pas obligé le malade à cesser son travail. Pas d'accidents généraux (frictions avec alcool camphré). Le malade s'en est toujours ressenti depuis, surtout quand il a beaucoup travaillé. Quelques années après s'est développée la déformation qui amène le malade à l'Hôpital de la Croix-Rousse.

Début. — Il y a sept ans environ, sans douleur, sans fourmillements dans les doigts, d'une façon insidieuse, l'annulaire et l'auriculaire de la main droite se sont peu à peu et en même temps fléchis. Le malade a vu les « nerfs » correspondants se rétracter et former deux cordes étendues comme un pont entre racine des doigts et région palmaire qui leur correspond. Cette déformation s'est un peu accentuée depuis, mais elle s'est maintenue depuis quelques années dans son état actuel. La déformation qui en résulte permettant au malade de tenir ses divers outils et ne lui occasionnant aucune douleur, il n'a jamais été consulter pour cette main droite. Il vient à l'Hôpital réclamer une intervention pour une déformation plus tardive de la main gauche identique quant à son début, mais plus accentuée que la déformation de la main droite.

Les deux derniers doigts de la main gauche arrivent en effet au contact de la paume et l'empêchent de saisir ses outils.

État du malade à son entrée à l'Hôpital, le 9 octobre 1891. — Malade forte constitution, poids 80 kilogrammes, 1^m,70. Bon appétit, pas de gastralgie, pas de renvois. Pas d'appétit exagéré, miction normale, ne se lève pas la nuit. Urines normales quantité et qualité. Pas d'asthme. Pas de symptômes d'ataxie, pas d'alcoolisme.

Main droite. — Rien à noter, face dorsale.

Face palmaire (main étendue). — *L'annulaire* fait avec paume angle d'environ 60 degrés. La phalange fléchie sur métacarpe. Phalangine légèrement fléchie sur phalange.

Phanlangette non fléchie sur phalangine. Du pli de flexion de phalange et phalangine, part une bride s'accentuant au fur et à mesure qu'elle descend dans paume et venant aboutir dans le sillon palmaire de flexion des trois derniers doigts, dans la direction prolongée de l'annulaire. Cette bride se termine à ce niveau par une sorte de nodule gros comme un petit pois un peu allongé dans son axe vertical, dur et recouvert d'un durillon épais dont le malade attribue la production à l'usage de ses outils et qui a disparu en grande partie depuis, sous l'influence du repos que le malade a été obligé de subir.

Au niveau de sa terminaison, ce nodule est creusé de deux petits trous, terminés en cul-de-sac dans lesquels on peut enfoncer la tête d'une épingle sans provoquer de douleur, ayant 5 millimètres de profondeur. L'un d'eux est situé à 3 millimètres au-dessus du pli palmaire sus-mentionné; l'autre, au niveau même de ce pli. Ils ont apparu en même temps que la bride, Il n'en sort

Pas de pus. Profondément, on sent sorte de bride, dure, paraissant indépendante de la peau dans ses 2/3 supérieurs, mais semblant l'intéresser au niveau même du nodule.

L'auriculaire est un peu plus fléchi que l'annulaire. Phalange fléchie assez fortement sur métacarpe, phalangine fléchie plus légèrement sur phalange. Pas de flexion de phalangette sur phalangine. Du pli de flexion de deuxième phalange sur la première, part une bride sous-cutanée, dure, large d'environ 5 à 6 millimètres, paraissant adhérer à la peau qui, à ce niveau, est moins souple et épaissie. Cette bride vient se terminer dans la région palmaire au même pli palmaire plus haut décrit, à 1 centimètre en dedans de la bride de l'annulaire, dans la direction prolongée du bord externe de l'auriculaire. Cette bride est, à sa terminaison, recouverte par un nodule cutané de la dimension d'une noisette, mais moins dur que le nodule semblable qui recouvre à sa terminaison la bride de l'annulaire. Au-dessous de lui, on sent profondément, tendue, d'une dureté ligneuse la terminaison de la bride dans le pli palmaire. Ce nodule, de forme quadrilatère à angles arrondis, a pour limites : en bas, le pli de flexion de première phalange et du cinquième métacarpien, en haut, le pli palmaire de flexion des trois derniers doigts ; du côté radial, il est séparé du nodule de l'annulaire par un pli assez accentué du côté cubital, il descend brusquement et presque à pic au côté interne et supérieur de la région palmaire. Il est, près du pli palmaire, perforé à sa base de deux petits trous en culs-de-sac, identiques à ceux que nous avons décrits sur le nodule de l'auriculaire. — L'axe de l'annulaire fait avec plan de paume angle d'environ 60 degrés, l'axe de l'auriculaire 50 degrés. — Au-dessous du pli palmaire de flexion des trois derniers doigts, et immédiatement sur prolongement des nodules, la peau est épaissie, recouverte d'un durillon épais qui a déjà bien diminué depuis l'entrée du malade à l'hôpital. Le malade en attribue l'apparition à sa profession, particulièrement au frottement de la poignée, de la varlope, du riflard, du talon du rabot et des divers instruments de moulure. Ce durillon, plus épais au fur et à mesure qu'on se rapproche du pli palmaire, se termine par un bourrelet transversal peu élevé, correspondant aux nodules, surplombant le pli palmaire, et descendant presque à pic au fond de ce pli. Il est creusé à sa base et sur axes respectivement prolongés d'annulaire et d'auriculaire, de deux petits trous semblables aux précédents.

Quand le malade a cessé depuis longtemps de travailler, et qu'il se remet à l'ouvrage, il voit toujours en ce point se développer une ampoule.

Tel est l'aspect de la déformation de la main droite quand le malade nous présente la main en étendant au maximum ses doigts sur le métacarpe.

Mouvements. — *Flexion.* — La flexion des troisièmes phalanges sur les deuxièmes, des deuxièmes sur les premières, ont leur amplitude normale aux deux doigts (annulaire et auriculaire), mais la flexion des premières phalanges sur les métacarpiens correspondants sont limités par les nodules cutanés. La flexion fait disparaître le sillon qui, dans l'extension, sépare ces nodules. — Le malade peut, avec effort, mettre la pulpe digitale de ses deux derniers doigts avec région palmaire, mais il ne peut les maintenir longtemps dans cette position, à cause de la fatigue que l'effort lui fait subir. Cet effort est occasionné par la résistance à la flexion qu'oppose la présence des nodules cutanés.

Extension. — L'extension des troisièmes phalanges sur les deuxièmes est normale aux deux doigts considérés. Pour l'*annulaire*, l'extension de la deuxième phalange sur la première est incomplète. L'extrémité onguéale de l'annulaire est séparée de l'axe prolongé de la face dorsale de la première phalange, de 5 millimètres. L'extension de la première phalange sur métacarpien est incomplète : il s'en faut de 45 degrés. — Pour l'*auriculaire*, l'extension de la troisième phalange sur la deuxième est normale, également normale l'extension de la deuxième phalange sur la première, mais l'extension de la première phalange sur métacarpien correspondant est encore plus incomplète qu'à l'annulaire il s'en faut de 80 degrés environ.

Passons maintenant aux autres doigts de la même main (*main droite non opérée*). Le *médius* de cette main droite est légèrement fléchi. L'extension est incomplète, il s'en faut de 30 degrés.

L'extension forcée fait apparaître une bride cutanée au côté interne
du médius, à l'extrémité supérieure de la première phalange,
mais on ne sent pas profondément de bride comme sur les deux
derniers doigts. Quand on dit au malade de faire « main morte »
et qu'on essaie d'étendre les premières phalanges de l'auriculaire
de l'annulaire et du médius, on se sent brusquement arrêté par
une résistance dont on trouve facilement la cause dans la tension
des brides. Pas de tuméfaction des têtes des phalanges ou des
métacarpiens à cette main droite. — Le malade, il y a plus de
trente ans, en frappant sur la table, le poing fermé, se fait une
plaie très profonde, « jusqu'à l'os », de 2 centimètres environ,
partant de l'extrémité interne du pli palmaire de flexion des trois
derniers doigts et allant mourir sur tête métacarpienne qu'elle
intéressait. Tous les mouvements étaient conservés. La cicatrisation se fit normalement, sans suppuration. Depuis, le malade n'a
pas eu de douleurs dans ce métacarpien. Il dit cependant que la
cicatrice (peu apparente) qui en est résultée est plus sensible au
froid que le reste de sa main. Pas de troubles de sensibilité. Jamais
de fourmillements dans cette main droite.

Main gauche (main opérée). Voir photo, n° 4. — A été
atteinte environ une année après la main droite, de la même affection, c'est-à-dire il y a environ cinq ans. La déformation a évolué
plus rapidement et plus complètement, puisque le malade entre à
l'hôpital et réclame une opération, à cause de l'impossibilité où il est
de tenir dans cette main un seul outil. La flexion de l'annulaire et
de l'auriculaire est telle que leur pulpe arrive au contact de la
paume. La déformation est d'ailleurs identique à celle de la main
droite, question de degré à part. L'articulation de la première
phalange avec la deuxième phalange de l'annulaire est *tuméfiée*.
La tuméfaction porte surtout sur l'extrémité supérieure de la première phalange. Elle est survenue insidieusement, sans douleur,
sans fourmillements. Le malade, craignant que cette tuméfaction
n'empêche la sortie de son alliance, a coupé cette dernière. Cette
tuméfaction est cependant peu accentuée. On la sent plutôt qu'on
ne la voit. Il est très affirmatif sur ce point : la tuméfaction est
apparue *avant* la flexion de l'annulaire ; mais, pas de lésion sem-

blable à l'auriculaire, bien que celu-ci se fléchit en même temps que l'annulaire.

Cette tuméfaction n'empêchait pas la flexion. Elle gênait seulement l'extension, bornée aussi par l'apparition simultanée de la bride. Rien aux autres doigts.

État général excellent. Rien aux poumons. Rien au cœur ; pouls régulier, fort, pas d'athérome. Bon appétit. Digestions faciles. Pas d'hémorrhoïdes. Foie normal, jamais de coliques hépatiques.

A trente ans a eu la jaunisse, à la suite de contrariétés pour affaires pécuniaires. Il s'est alité pendant vingt jours. Cet ictère n'a jamais reparu depuis. Jamais de douleurs persistantes dans les régions lombaires ; pas de coliques néphrétiques.

Urines toujours normales, jamais de gravelle. Aucune maladie nerveuse, pas d'ataxie en particulier.

Opération (23 octobre). Anesthésie. — A l'aide d'un ténotome, M. Gangolphe pratique quinze ténotomies sur la paume de la main et les deux premières phalanges. Les tentatives de redressement sont laborieuses, à cause de la sclérose et des adhérences de la peau. Dans les points correspondant aux nodules et aux crevasses, la peau se déchire, et on est forcé d'inciser longitudinalement dans l'étendue de 3 ou 4 millimètres pour extirper avec la pince à griffes et les ciseaux courbés, de petits fragments scléreux. D'autre part, les lésions articulaires s'opposent absolument à un redressement parfait des phalanges. Quelques points de suture. Pansement. La main est placée sur une palette ; on n'essaie pas de produire l'extension complète ; suites simples.

Le pansement est enlevé trois semaines après l'opération. Frictions baume Opodeldoch, électrothérapie. Courants induits pendant un quart d'heure chaque jour, pôle négatif appliqué sur région moyenne et postérieure de l'avant-bras, pôle positif dans région interscapulaire supérieure. Bains sulfureux.

État du malade le 22 décembre. — Légère tuméfaction de face dorsale de la main opérée (les têtes métacarpiennes paraissent moins saillantes que celles de la main droite). De même, légère tuméfaction de tous les autres doigts. Épiderme nouveau, *troubles vaso-moteurs*. L'annulaire et l'auriculaire présentent l'état suivant : Troi -

sième phalange non fléchie sur deuxième ; deuxième phalange fléchie sur la première ; première phalange fléchie sur métacarpie n correspondant.

Mouvements communiqués. — Pour l'annulaire, la flexion de la troisième phalange sur la deuxième est limitée, à cause du gonflement du doigt ; l'extension, au contraire, est complète. La flexion de la deuxième phalange sur la première est un peu plus accentuée, mais cependant incomplète, à cause du gonflement du doigt. L'extension est de même arrêtée par la tuméfaction de la face dorsale du doigt. La flexion de la première phalange sur métacarpien correspondant est incomplète. On arrive cependant à faire toucher la pulpe digitale à la paume.

L'extension de cette première phalange est incomplète. Même état de l'auriculaire.

Mouvements spontanés. — Quand on prie le malade de fléchir les doigts, il ne peut les amener au contact de la paume. La pulpe des deux doigts externes arrive à deux travers de doigt de la paume. L'annulaire et l'auriculaire arrivent : le premier, à 70 millimètres, le second, à 57 millimètres de la paume. Le pouce est facilement opposé à l'index, au médius, à l'annulaire, plus difficilement et avec effort à l'auriculaire. Sensibilité normale de ces deux derniers doigts. Pas de douleur spontanée, mais légère douleur quand le malade fait exécuter à ses doigts des mouvements forcés d'extension et de flexion (douleurs produites par la traction des cicatrices opératoires). Ces cicatrices douloureuses empêchent au malade de déployer toute sa force ; ainsi 125 au dynamomètre par pression du côté droit, 25 seulement à gauche.

Nous avons revu le malade le 4 juillet ; la flexion ne s'est pas accentuée, l'extension est restée telle que l'opération avait permis de l'obtenir. Mais le malade n'a pas fait les exercices qu'on lui avait recommandé de faire ; il a voulu travailler alors que la cicatrisation était à peine achevée. La photographie n° 1 montre dans quelle position il maintenait ses deux doigts opérés pendant plus de six heures par jour.

Faut-il attribuer le jeu d'amélioration obtenue à cette position, maintenant avec force ces deux doigts fléchis sur la paume, ou aux lésions articulaires coexistantes qui n'ont fait que s'accentuer depuis l'opération.

3° Enfin, quand des lésions articulaires coexisteront *(forme articulaire)*, et dont notre dernier malade a offert dans ce dernier temps un assez bon type, on pourra essayer du traitement général ci-dessus indiqué en y joi ·gnant l'administration à l'intérieur d'iodure de potassium ou de quelques gouttes de teinture d'iode, ainsi que le recommande Trousseau pour le traitement de l'arthrite déformante.

Pourrait-on songer à une intervention chirurgicale? Mais une résection des surfaces articulaires, dans le but de rétablir la mobilité, donnerait un échec.

On ne pourrait admettre ici qu'une sorte d'ablation *cunéiforme* ou *trapézoïde* destituée à redresser le doigt et à le mettre dans une position qui permettrait, au moins, au malade de tenir ses outils.

Enfin, sur les instances expresses du malade, on pourrait songer à l'*amputation*.

CONCLUSIONS

1° On peut, à la maladie de Dupuytren dite *rétraction de l'aponévrose palmaire*, distinguer trois formes
cliniques.

a) Une *forme aponévrotique* ou **contracture de
Dupuytren** proprement dite;

b) Une *forme cutanée* ou « strang-contractur »
d'EULENBURG;

c) Une *forme articulaire* qu'avec M. GANGOLPHE
nous distinguons bien des deux autres.

2° Le diagnostic différentiel de ces trois formes est
possible et le pronostic en est variable.

3° Le traitement diffère suivant les formes. Très favorable dans la forme aponévrotique, beaucoup moins dans
la forme cutanée où la récidive est assez fréquente, le
traitement chirurgical sera le plus souvent nul dans la
forme articulaire.

BIBLIOGRAPHIE

ABBE, *New-York med. journ.*, 1884.
ADAMS, *Brit. med. journ.*, 1878.
AUGER, *France méd.*, 1875.
AVIGNON DE MORLAC, thèse, Paris, 1832.
BAUMS, *Cent. f. Chir.*, 1878.
BAILLOT-LARGILLIÈRE, thèse, Paris, 1878.
BAZIN, *J. med. Bord.*, 1853.
BECLY, *Geselsch. Chir. Berl.*, 1878.
BERARD, art. MAIN, *Dict. 30 vol.*, 1838.
BOYER, *Tr. mal. chirurg.*, 1831.
BULLEY, *Gaz.*, Lond., 1864.
CHAISSAIGNAC, *Bull. Soc. chir.*, 1858.
CHEVROT, thèse, Paris, 1872.
A. COYER, *Œuv. chir.*, trad. Chassaignac et Richelot, 1837.
COSTICHES, thèse, Paris, 1884.
DESPRÈS, *Gaz. méd.*, Paris, 1880.
DUCHENNE, *Bull. génér. thér.*, Paris, 1857.
DUPUYTREN, *Journ. univ. et hebd.*, 1832.
    —   *Transact. méd.*, 1833.
    —   *Leçons oral. clin. chir.*, 1839.
EULEMBOURG, *Berl. klin. Wockens.*, 1864.
FORT, thèse agrég., Paris, 1869.
GANGOLPHE, *Lyon méd.*, novembre 1891.
GERDY, *Chir. prat.*, 1852.
GOYRAND D'AIX, *Gaz. med*, Paris, 1835.
    —   *Mem. Acad roy. med.*, 1833.

Guérin (J.), *Gaz med.*, Paris, 1833.
    —   *Journ. med.*, Championnière, juin 1843.
Jean-Pierre, Thèse Paris 1882.
Jobert, *Annal. thér.*, Rognetta, 1844.
    —   *J. med. et Chir. prat.*, Paris, 1858.
Kocher, *Cent. f. chir.*, Leipzig, 1887.
Lacroix, thèse, Paris, 1868.
Malgaigne, *Leç. d'orth. reç.*, par Guyon et Panas, 1862.
Meillet, thèse, Paris, 1874.
Menjaud, thèse, Paris, 1851.
Nelaton, *Path. chir.*, 1859.
Ollier, Notre thèse, 1892.
Plater, Obs., liv. II, 1614.
Post, *Arch. clin. Surg. N. Y.*, 1876.
Richer, *Prog. méd.*, 1877.
Rouge, thèse Paris, 1872.
Teissier, *Bull. Soc. anat.*, 1833.
Tiffany, *Maryland*, M. J. Balt, 1878.
Trélat, *Rev. génér. clin. et thér.*, 1887.
Walther (C.), *Prog. méd.*, 1886.
Walzberg; Stetter, *Deutsch. Zeitsch. f. Chir.*, 1881.
Weber, *Med. Ann. Heild.*, 1848.
Verneuil, *Bull. Soc. anat.*, Paris, 1851.
Vidal de Cassis, *Path. Ext.*, 1855.
    —   *Gaz. méd.*, Paris, 1832.
'iger, thèse, Paris, 1885.

TABLE DES MATIÈRES

Lyon. — Imp. Pitrat Aîné, A. Rey Successeur, 4, rue Gentil. — 1879.